UN DÉBUT

DANS LA

PRATIQUE DE MÉDECINE LÉGALE

Par le Dr A. GIRAUD

ROUEN

IMPRIMERIE CAGNIARD (Léon GY, Successeur)

Rue Jeanne-Darc, 88

—

1903

UN DÉBUT

DANS LA

PRATIQUE DE MÉDECINE LÉGALE

Par le Dr A. GIRAUD

ROUEN

IMPRIMERIE CAGNIARD (Léon GY, Successeur)

Rue Jeanne-Darc, 88

—

1903

PRATIQUE DE MÉDECINE LÉGALE

Le rôle des experts commis dans les affaires de justice criminelle est toujours délicat. En effet, c'est sur les connaissances techniques de l'expert que va s'appuyer le magistrat instructeur pour maintenir ou abandonner des charges contre l'accusé. Le plus souvent, l'expert, grâce aux études spéciales qu'il a faites, peut répondre sans grand embarras aux questions qui lui sont posées, mais il peut aussi se trouver aux prises avec des cas fort embarrassants et avec des circonstances fort difficiles à éclaircir. C'est alors qu'on ne doit négliger aucun petit détail d'observation. On a dit que des petites causes peuvent produire de grands effets ; de même, des circonstances, auxquelles on n'avait d'abord prêté aucune attention, révèlent des causes d'erreur auxquelles nul ne songeait, et une affaire criminelle peut changer de face, du tout au tout, au cours d'une expertise. J'ai eu pour début, dans la pratique de la médecine légale, une affaire de ce genre. J'ai été très frappé de ce fait, qu'une erreur judiciaire pouvait être commise avec la meilleure bonne foi du monde et sans aucune passion, si le magistrat instructeur n'avait pas été pris de scrupule et n'était pas venu nous poser des questions qui, tout d'abord, nous avaient, nous experts, fort ennuyés. Voici d'ailleurs le récit des faits, datant aujourd'hui de trente années :

J'étais reçu docteur depuis quelques semaines ; j'attendais un poste promis de médecin-adjoint dans un asile d'aliénés et je résidais à l'asile de Maréville, près Nancy ; mon père était directeur de cet établissement ; j'étais très lié avec les médecins en chef, et j'étais camarade des internes. Je trouvais là, tout à la fois, la vie de famille et un beau champ d'études dans un asile régional recevant des aliénés de quatre départements.

Le 9 février 1882, à la tombée de la nuit, on vint de la petite commune de Laxou, sur le territoire de laquelle est l'asile de Maréville, demander du secours. Deux enfants, en bonne santé le matin, étaient trouvés sans vie, dans la chambre occupée par leurs parents. L'interne de garde, auquel on s'était d'abord adressé, accourut me chercher en me disant : « On demande de suite un médecin à Laxou ; comme il s'agit d'une histoire dans laquelle la justice va probablement intervenir, il faut un docteur, et les deux médecins en chef sont sortis. » Je me rendis à Laxou, accompagné d'un des internes que le fait intéressait. Dans un logis pauvre, mais propre, je trouvai étendus sur un lit et recouverts d'un drap blanc, deux enfants : un petit garçon de six ans environ, et une petite fille de quatre ans environ. Les deux enfants étaient habillés proprement ; ils avaient la figure pâle, la tête sans coiffure, les cheveux assez en désordre, mais les traits n'étaient pas tirés. Les enfants étaient froids, sans vie, et non seulement le décès était constant, mais d'après les constatations que je pus faire, la mort devait dater de plusieurs heures. Il n'y avait sur le corps des enfants que je fis déshabiller, aucune trace de violence extérieure, aucune trace de lutte. D'après ce qui m'était dit, les enfants avaient été laissés seuls dans la chambre par leur mère, et celle-ci, à son retour, les avait trouvés enfermés dans un coffre en bois blanc placé à un coin de la chambre. Il y avait présomption que les enfants fussent morts asphyxiés dans ce coffre.

Comme c'était prévu, l'action judiciaire ne tardait pas à s'engager. Le soir même, les gendarmes étaient venus faire leur enquête, et, comme le coffre leur avait paru suspect, ils étaient restés, gardant à vue les parents des enfants, en attendant les instructions du Procureur de la République.

Le lendemain, dans la matinée, avait lieu la descente de justice ; le procureur de la République et le juge d'instruction me faisaient appeler pour entendre ma déposition sur la cause de la mort des enfants. Je répondis que les enfants me paraissaient morts par asphyxie dans l'air confiné, mais que je ne pouvais pas en fournir la preuve, l'autopsie étant nécessaire pour confirmer cette présomption. Sur cette déclaration, le juge d'instruction me donna commission de poursuivre les constatations que j'avais déjà faites et m'adjoignit pour procéder à l'autopsie des enfants, au médecin habituel du Parquet, le docteur Lallemant, que je connaissais d'ailleurs tout particulièrement.

Je n'entrerai pas dans les détails de l'autopsie, qui fut faite l'après-midi, à l'amphithéâtre d'anatomie de l'Ecole de médecine de Nancy. Il me suffira de dire que nous avons trouvé des lésions caractéristiques de la mort par asphyxie, et rien d'autre. Mes présomptions se trouvaient par conséquent confirmées.

J'ai déjà dit que le coffre où les enfants avaient trouvé la mort paraissait suspect aux gendarmes. Le juge d'instruction, de son côté, dans la descente de justice, fit des constatations qui lui parurent de nature à engager gravement la responsabilité des parents, tout au moins de la mère des enfants. Le coffre était une boîte en bois blanc, mesurant à l'intérieur environ quatre-vingts centimètres de longueur, sur quarante-huit de largeur et quarante-six de profondeur. L'épaisseur des parois était de deux centimètres et demi. Jusqu'ici rien d'anormal ; mais les magistrats constataient que le couvercle du coffre n'avait pas une forme plane ; ce couvercle était gondolé, concave en dessus, de telle sorte que son bord antérieur restait séparé du bord supérieur de la caisse par un espace de deux centimètres de hauteur. En raison de cette disposition du couvercle, lorsqu'on le laissait retomber par son propre poids, la patte fermoir ne pouvait pas entrer dans le porte-cadenas, et la saillie de celui-ci ne répondait pas exactement à l'encoche du fermoir. Le juge d'instruction

avait eu beau multiplier ses essais, soit en laissant tomber doucement le couvercle, soit en le laissant tomber
brutalement. Dans ce dernier cas, le couvercle, faisant
ressort, rebondissait, mais jamais la porte fermoir ne
s'accrochait dans le porte-cadenas. La seule manière
de fermer réellement le coffre consistait à presser
d'une main sur le bord antérieur du couvercle, pendant
qu'on appuyait de l'autre main sur la patte fermoir.
Des constatations faites dans la descente de justice, dé-
coulait ceci : Du moment que le couvercle en tombant
de son propre poids ne peut pas être retenu par son fermoir, les enfants livrés seuls à eux-mêmes dans la
chambre n'ont pas pu, en jouant, se faire prendre dans
le coffre comme dans un piège. S'ils étaient entrés dans
ce coffre, dont la fermeture était loin d'être hermé-
tique, dont le couvercle bâillait quand la porte fermoir
n'était pas prise dans le porte-cadenas, ils pouvaient
sortir dès qu'ils se seraient sentis indisposés. Pour que
les enfants, pensaient les magistrats, eussent été enfermés dans ce coffre, sans pouvoir en sortir, et au point
d'y mourir étouffés, il avait fallu l'intervention de quel-
qu'un d'autre ; il avait fallu les deux mains, l'une
pressant sur le bord antérieur du couvercle, l'autre ap-
puyant sur le fermoir.

Le père des enfants était sorti de bonne heure pour
aller à son travail de la mine, laissant sa femme à la
maison avec ses enfants. Il n'y avait pas de charges
contre lui. Toute la responsabilité du fait retombait sur
la mère, qui, tout en niant avoir enfermé les enfants
dans le coffre, reconnaissait être sortie après leur avoir

donné à manger, et les avoir laissés seuls à la maison.
Il n'y avait pas d'indice qu'une autre personne fût en-
trée dans la chambre, qui était fermée à clef, pendant
l'absence de la mère des enfants. Cette femme fut arrê-
tée à la suite de la descente de justice.

En ce qui nous concernait, nous pensions, après
avoir déterminé par l'autopsie les causes de la mort des
enfants, que notre rôle était terminé. Le juge d'instruction, pressé par le temps, nous avait fait prêter
serment, nous avait donné des instructions de vive voix,
et nous avait dit qu'il nous enverrait ultérieurement
notre commission régulière. Une véritable surprise
nous attendait.

Nous reçûmes la commission suivante :

« Attendu que, suivant les déclarations de C. B...,
femme V..., mère des deux enfants, elle aurait le 9,
à sept heures du matin, après avoir fait déjeuner ses
enfants de pain et de pommes de terre, quitté son domi-
cile pour aller, en compagnie de la femme B.. ,
cueillir de la salade à une lieue de Laxou ; qu'à son retour, vers trois heures de l'après-midi, après avoir
cherché ses enfants dans tous les recoins de la chambre,
d'où ils n'auraient pu s'échapper, ni par la fenêtre, ni
par la porte, qu'elle avait pris soin de fermer en sor-
tant, et qui l'était encore à son retour, elle avait eu
l'idée d'ouvrir le couvercle du coffre, dont la patte fermoir était engagée dans l'anneau où s'accroche le cade-
nas, et qu'alors seulement ses deux enfants lui étaient
apparus couchés, pâles et inanimés, l'un à côté de
l'autre, au fond de la caisse ; qu'en conséquence, elle

suppose que ses enfants, après son départ, seraient entrés en jouant dans le coffre, s'y seraient blottis, et que la patte fermoir, dont le couvercle est armé, s'étant par hasard prise en retombant dans l'anneau fixé sur le côté antérieur du coffre, les enfants s'y seraient trouvés retenus et auraient succombé à l'asphyxie.

« Attendu que cette version paraît inadmissible, à raison des constatations faites sur le couvercle du coffre ; qu'en effet, ce couvercle est gondolé au point de présenter une ouverture de deux centimètres à son point de jonction avec la face antérieure du coffre, d'où il résulte que la patte fermoir ne s'engage point dans l'anneau, de quelque manière qu'on laisse descendre le couvercle, soit doucement, soit brusquement et de tout son poids ; qu'une pression énergique sur la patte étant nécessaire pour l'engager, même à moitié dans l'anneau, les enfants n'ont pu se trouver enfermés dans le coffre que si une main étrangère en a fixé la patte à l'anneau.

« Cette version écartée, reste à examiner les questions suivantes :

« 1° D'après l'état des cadavres, au moment où M. le docteur Giraud les a examinés, à quelle heure de la journée du 9 les enfants paraissent-ils être morts, c'est-à-dire combien d'heures ont-ils vécu dans le coffre ?

« 2° Le fait de leur mort est-il conciliable avec l'hypothèse contraire à l'allégation de la mère, que le couvercle aurait été entrebâillé, et dans l'examen de cette hypothèse, tenir compte de la force inégale des enfants

10

et se rappeler que le plus fort des deux était précisé-
ment à côté de l'ouverture par laquelle l'air se renou-
velait;

» 3° Si cette hypothèse doit être écartée, expliquer
comment les enfants (si d'ailleurs l'autopsie ne révèle
pas une cause de mort antérieure à leur mise en coffre,
ou l'absorption d'un soporifique dont l'action combinée
avec l'air épais du coffre les aurait immédiatement
frappés d'inertie) ont pu être découverts, côte à côte,
comme s'ils s'étaient tranquillement endormis et que
l'asphyxie les eût surpris dans leur sommeil. Rien dans
le malaise qui précède la suffocation par manque d'air
ne vient-il réveiller l'énergie vitale, de manière à pro-
voquer contre la cause morbide une lutte qui aurait
laissé apparaître l'un ou l'autre des cadavres dans une
position contractée? Faut-il admettre que les enfants,
se voyant enfermés, aient éprouvé, au bout d'un temps
très court, une irrésistible envie de dormir, à laquelle
ils auraient cédé en se laissant glisser sur le dos, et
qu'ils seraient tombés dans l'inertie d'abord, puis dans
l'asphyxie?

» Commettons, etc. »

La réception de cette pièce nous mit de fort méchante
humeur. Nous avions des éléments pour répondre à la
première question, l'heure probable de la mort des enfants. Ces éléments étaient la constatation du début de
la rigidité cadavérique et l'état d'avancement de la di-
gestion des aliments pris au déjeuner du matin.

La seconde question était beaucoup plus embarras-
sante. Les enfants pouvaient-ils être asphyxiés si le

couvercle du coffre était resté entrebâillé? Cela nous paraissait invraisemblable, mais le vrai peut n'être pas vraisemblable, et notre réponse pouvait avoir une grosse importance au point de vue de l'accusation. De toute façon, nous ne pouvions pas répondre à la légère et donner une opinion sans preuve à l'appui. Nous connaissions des expériences faites sur des animaux enfermés sous des cloches, mais cela ne nous éclairait nullement sur le point très délicat de déterminer si le renouvellement de l'air restait incomplet dans un coffre dont le couvercle était entrebâillé.

La troisième question était la plus ennuyeuse pour nous. Les enfants avaient-ils pris un soporifique? On nous le demandait beaucoup trop tard, et nous trouvions que le juge d'instruction nous prenait en traître en nous le demandant après coup, sans nous avoir parlé de son hypothèse au moment de l'autopsie. En effet, comme nous avions trouvé très nets les signes de l'asphyxie et rien d'autre, nous avions exclu toute idée d'empoisonnement ; nous n'avions pas conservé les matières contenues dans l'estomac, en prévision d'une analyse future. C'était une faute, mais elle était faite et était irréparable. Tout en maugréant, nous décidâmes de nous mettre à l'œuvre, pour tâcher de résoudre le moins mal possible les problèmes posés, et la première indication était de recourir à l'expérimentation sur des animaux. C'est toujours fort délicat de conclure des animaux à l'homme, surtout quand on prend les animaux qu'on trouve sous la main et qu'on descend dans l'échelle animale. Nous avions songé à des chiens, mais nous n'en trouvions pas qu'on pût sacrifier. Comme le disait un vieux médecin de Nancy, qui s'était jadis beaucoup occupé de physiologie, depuis que les chiens sont devenus des citoyens payant patente, on ne trouve plus de chiens sans maître. Nous dûmes commencer par nous rabattre sur les lapins.

Nous avions besoin, dans nos expériences, d'analyser l'air, et, sur notre demande, le juge d'instruction nous adjoignit un chimiste, M. Forthomme, professeur à la Faculté des Sciences de Nancy.

Si le dicton populaire est vrai, les oreilles du juge dûrent tinter, car le nouvel expert commença par maugréer avec nous, disant : « On ne sait vraiment pas où s'arrêteront les juges d'instruction. Ils finiront par nous demander, quand ils nous feront examiner des taches de sang, de déterminer, à l'aide de nos réactions, le nom de la rue et le numéro de la maison habitée par la victime. »

Mais la mauvaise humeur n'a qu'un temps, et nous faisions avec nos lapins expériences sur expériences. Nous avions trouvé dans le Laboratoire de M. Forthomme un préparateur très distingué, M. Duprez, qui devait plus tard devenir sous-directeur du Laboratoire municipal de Paris ; M. Duprez était un aimable compagnon qui s'est fait notre collaborateur bénévole.

Nous avions calculé que le rapport entre le volume des enfants et la capacité du coffre où ils avaient trouvé la mort était d'environ un à six, et nous avions cherché à établir le même rapport entre le volume des lapins que nous prenions et la capacité de la boîte où nous les enfermions. Tout d'abord, nous avions pris une boîte légère, le couvercle entrebâillé, et un poids sur le couvercle. Nos lapins se portaient à merveille et faisaient remuer le couvercle.

Nous fîmes faire une boîte plus solide, avec robinets de prise d'air, un carreau dans une paroi pour observer nos animaux, et l'écartement du couvercle réglé par une vis pour le maintenir fixe dans nos expériences. Tant que nous laissions le couvercle entrebâillé, nos lapins supportaient le séjour dans l'air confiné ; la proportion d'oxygène diminuait sensiblement, l'air se chargeait d'acide carbonique dans l'intérieur de la boîte ; la vie restait possible. Mais nous avions remarqué en même temps que le couvercle de nos boîtes se gondolait, de plan devenait concave en haut, comme le couvercle du coffre des enfants. Le bois jouait du fait de l'humidité produite par la respiration des animaux. C'est à un tel point que dans une expérience où nous avions fermé le couvercle sans laisser d'écartement, au moment où les animaux paraissaient près de succomber, la proportion d'oxygène s'étant abaissée à 5,5 0/0, et la proportion d'acide carbonique étant montée à 15,6 0/0, c'est-à-dire l'air n'étant plus respirable, des fissures s'ouvrirent dans la boîte, et l'air introduit par ces fentes ranima nos lapins, qui furent fort malades, mais ne moururent pas dans l'expérience. Ce jour-là, le couvercle était absolument déformé ; son écartement avec le bord antérieur de la boîte, quand il ne fut plus maintenu par la vis de réglage, variait suivant les points de 12 à 16 millimètres.

14

Cette déformation du couvercle de nos boîtes nous fit
apparaître la question sous un jour nouveau. Les constatations faites le premier jour sur le coffre des enfants
pouvaient bien ne pas avoir la valeur qu'on leur avait
attribué. Un doute ne nous suffisait pas, nous voulions
une démonstration complète. A cet effet, tout en pour-
suivant nos études sur la mort des lapins dans l'air
confiné, et en voyant que les animaux meurent doucement, sans convulsions, après s'être couchés sur le
flanc, et comme anesthésiés par l'acide carbonique,
nous avions réclamé pour une autre série d'expériences
le coffre même qui avait été saisi par la justice comme
pièce à conviction.

Ce coffre apporté au Laboratoire de la Faculté pré-
sentait un complet changement d'aspect. Il avait séché
au Palais-de-Justice. Le couvercle était devenu plan :
l'encoche du fermoir répondait à l'anneau porte-cadenas, et quand le couvercle était baissé, la patte fermoir
était naturellement prise dans le porte-cadenas. Il ne
restait plus rien de ce qu'on constatait le premier jour.

Un torchon mouillé sur le couvercle, le déforma très
rapidement et le rendit convexe. Une terrine d'eau
chaude à l'intérieur du coffre ramena la forme concave
constatée par le juge d'instruction. Après avoir laissé
le couvercle reprendre la forme plane, nous avons dé-
posé dans le coffre un mouton ; nous avons laissé le
couvercle tomber doucement ; la patte fermoir s'est
prise seule dans le porte-cadenas, et nous avons laissé
les choses en l'état, en observant toutefois notre animal
par une petite lucarne vitrée que nous avions ménagée

et en faisant des prises d'air, à l'aide d'un robinet dis-
posé à l'avance, pour suivre l'altération de l'atmos-
phère dans laquelle se trouvait le mouton. Nous n'a-
vons pas laissé mourir notre mouton. (D'abord cela
nous paraissait un sacrifice inutile, et puis nous l'avions
emprunté à un boucher complaisant, et nous aurions
été obligé de le payer.) Quand nous avons délivré la
bête, qui était restée tranquille comme un vrai mouton, l'anneau porte-cadenas était très adhérent à la
patte fermoir, et dès que le fermoir fut dégagé de l'anneau, le couvercle se détendit comme mû par un ressort, prit une forme concave en dessus ; son bord antérieur s'écartait de plusieurs centimètres de la paroi
du coffre. De quelque façon qu'on laissât retomber le
couvercle, la patte fermoir ne pouvait plus s'engager
dans l'anneau porte-cadenas. La déformation du cou -
vercle était encore très accusée quatre jours après l'expérience du mouton.

Nous sentions que l'accusation allait tomber, et nous
n'avions plus qu'à déposer notre rapport. Nos conclu-
sions étaient que les enfants étaient morts asphyxiés
par défaut d'air respirable, entre onze heures du matin
et une heure de l'après-midi ; qu'ils avaient dû séjour-
ner quatre à six heures dans le coffre avant de mourir.

En second lieu, qu'ils auraient probablement vécu si
le couvercle avait eu un entrebâillement de deux centimètres, mais rien ne prouvait que cet entrebâillement
existât au début de leur séjour dans le coffre.

En troisième lieu, que l'absence de lutte s'expliquait

par le mécanisme même de l'asphyxie dans l'air confiné.

Nous étions sortis à notre honneur des questions fort
embarrassantes qui nous étaient posées, et ce fut au
tour du juge d'instruction d'avoir un mouvement de
mauvaise humeur, car il est toujours désagréable de se
dire qu'on a fait fausse voie. Nous n'avions fait aucune
critique de l'instruction, c'était hors de notre rôle et
c'eût été déplacé de notre part ; mais l'expérience du
mouton dans le coffre où les enfants étaient morts, dé-
truisait l'hypothèse que les deux petits malheureux
n'avaient pas pu s'enfermer dans le coffre en jouant, et
on ne pouvait plus supposer d'intention criminelle, ni
suspecter la sincérité de la mère, dont l'arrestation
cessait d'être motivée.

Nous avions, au début, trouvé le juge d'instruction
trop curieux à notre gré, mais nous devions recon-
naître que s'il s'était borné à nous demander les causes
de la mort des enfants, l'accusation suivait son cours
et une erreur judiciaire était possible.

Quant au juge d'instruction de Nancy, c'était un
magistrat trop consciencieux pour garder longtemps de
l'humeur en pareil cas. Il se hâta de donner une ordon-
nance de non lieu, et nous confia que l'affaire avait
tourné en queue de boudin.

www.ingramcontent.com/pod-product-compliance
Lightning Source LLC
LaVergne TN
LVHW011452170726
843501LV00009B/3373